# CONTRIBUTION A L'ÉTUDE

## DES

# TUMEURS MALIGNES DE L'ŒIL

## CHEZ LES ENFANTS

PAR

## Constantin PAPILLIAN

DOCTEUR EN MÉDECINE DE LA FACULTÉ DE PARIS

Ancien interne des hôpitaux de Bucharest

Médecin de l'armée Roumaine

Chevalier de l'Étoile de Roumanie, de l'ordre de Takova, etc., etc.

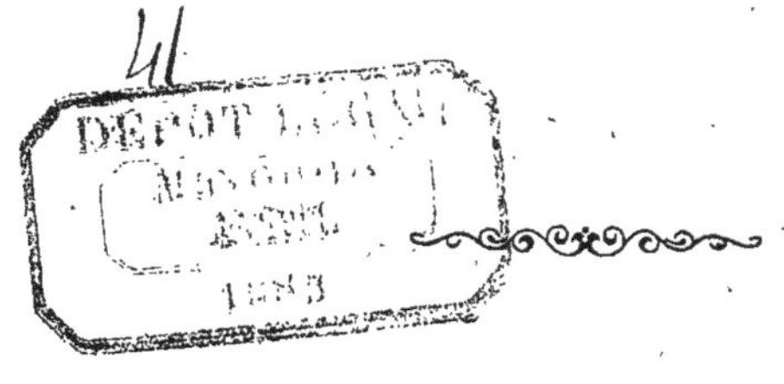

## PARIS

### ALPHONSE DERENNE

52, Boulevard Saint-Michel, 52

1883

# CONTRIBUTION A L'ÉTUDE

## DES

# TUMEURS MALIGNES DE L'ŒIL

## CHEZ LES ENFANTS

PAR

### Constantin PAPILLIAN

DOCTEUR EN MÉDECINE DE LA FACULTÉ DE PARIS

Ancien interne des hôpitaux de Bucharest

Médecin de l'armée Roumaine

Chevalier de l'Étoile de Roumanie, de l'ordre de Takova, etc., etc.

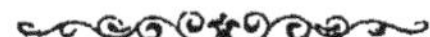

## PARIS

### ALPHONSE DERENNE

52, Boulevard Saint-Michel, 52

1883

A MA MÈRE ET A MON PÈRE


A MES FRÈRES ET SŒURS


A MES AMIS

# CONTRIBUTION A L'ÉTUDE

DES

# TUMEURS MALIGNES DE L'ŒIL

CHEZ LES ENFANTS

---

## HISTORIQUE

Abernethy est l'un des premiers auteurs qui ait décrit les tumeurs malignes de l'œil, dans ses observations chirurgicales (1804) ; il donnait le nom de sarcome médullaire à ce que l'on appelle aujourd'hui le gliôme de la rétine. Tous les malades observés par lui étaient des enfants. Wandrop, onze ans plus tard (1825), apporta de nouvelles observations de sarcome médullaire également recueillies chez des enfants.

Maunoir de Genève établit le premier, en 1820, une distinction rationnelle entre le fongus médullaire naissant dans le système nerveux et répondant au gliôme actuel de la rétine et le fongus hématode (notre sarcome de la choroïde) qui naît dans les vaisseaux.

En 1824, Gunther, de Leipsick, exposa très nettement des cas de mélanose intra-oculaire.

Depuis cette époque un assez grand nombre d'auteurs se sont occupés des tumeurs malignes de l'œil en général, mais, les détails donnés sont généralement très peu explicites ; quelques traités même sont presque muets sur cette question, et il faut arriver jusqu'à l'excellente thèse de Brière (du Hàvre) (1) pour trouver une étude consciencieuse d'une partie au moins de notre sujet. Encore parmi les observations dont il donne le résumé dans ses tableaux statistiques un petit nombre ont trait à des enfants. En voici l'indication :

Un enfant de 6 ans, observé par Knapp en 1865, eut sur un œil un traumatisme après lequel on vit se développer des inflammations chroniques et peu intenses. Le tonus de l'œil était augmenté. Cet œil fut énucléé et l'examen microscopique montra un sarcome de la choroïde.

Un garçon de 15 ans, observé par Demarquay en 1868, avait depuis quatre mois la vue de l'œil droit abolie après une douleur sourde et subite. La sclérotique amincie était le siège d'un staphylome. Après l'énucléation, on trouva un mélano-sarcome de la choroïde. L'enfant sortit de l'hôpital sur le coup d'une affection générale très sérieuse; les suites ne sont pas indiquées.

Un garçon de 8 ans fut opéré par Quaglino en 1871, pour un traumatisme qui avait aboli progressivement et complètement la vue de l'œil droit, le tonus de l'œil était normal, mais il y avait des douleurs très intenses. L'œil fut énucléé et l'on trouva un sarcome blanc de la choroïde.

Ici encore on ne connaît pas les suites de l'opération.

1. Étude clinique et anatomique sur le sarcome de la choroïde et sur la mélanose intra-oculaire. Thèse de Paris, 1874.

Une petite fille de 12 ans fut énucléée de l'œil gauche par Hirschberg en 1871 ; le tonus de l'œil était fortement augmenté quoiqu'il n'y eut pas de douleurs. Le début remontait à un an et déjà la tumeur sortait de l'orbite. A l'examen microscopique, on trouva un sarcome de la choroïde. Quatre mois après, il n'y avait pas encore de récidive.

Un garçon de 13 ans, énucléé de l'œil droit par E. Berthold en 1871, avait l'œil atrophié depuis trois ans, à la suite d'un traumatisme. Cet œil était le siège de douleurs périodiques. A l'examen histologique, on trouva un fibro-mélano sarcome.

Les observations de mélanose intra-oculaire sont encore plus rares chez les enfants que les observations de sarcome. M. Brière en cite un seul cas observé par Bader en 1878 sur un garçon de 12 ans. La sclérotique était perforée vers la partie externe de la cornée. Après l'énucléation, on trouva de la mélanose des procès ciliaires et de la choroïde. On ignore les suites de l'opération.

# ANATOMIE PATHOLOGIQUE

## DIVISION ET CLASSIFICATION

Le court historique publié ci-dessus montre que chez les enfants le sarcome est rare, puisque sur un très grand nombre d'observations connues, très peu ont été recueillies chez des enfants. Il en est tout autrement du gliôme de la rétine qui au contraire se manifeste de préférence dans les premiers âges de la vie.

De Graefe et avec lui la plupart des ophthalmologistes réunis au Congrès de Paris en 1867 admettaient trois variétés de tumeurs malignes intra-oculaires : le gliôme de la rétine, le sarcome de la choroïde et le carcinome alvéolaire ou encéphaloïde. Knapp (de New-York) réunit ensemble les deux dernières variétés et divise purement les tumeurs intra-oculaires en gliôme de la rétine et sarcome de la choroïde. C'est la division que nous conserverons.

Il existe un grand nombre de formes de sarcomes ; MM. Cornil et Ranvier par exemple reconnaissent les espèces suivantes :

1° *Le sarcome encéphaloïde*, constitué par un tissu uniquement embryonnaire (tumeur à cellules embryoplastiques de Ch. Robin).

2° *Le sarcome fasciculé*, constitué par un grand nombre de cellules fusiformes (tumeur à cellules fibro-plastiques de Lebert).

3° Le *sarcome myéloïde* se rencontrant surtout dans le tissu osseux.

4° Le *sarcome ossifiant*.

5° Le *sarcome névroglique* (gliôme de Wirchow).

6° Le *sarcome angiolitique* (psammome de Wirchow).

7° Le *sarcome muqueux* où les cellules ont subi la transformation muqueuse.

8° Le *sarcome lipomateux* qui présente dans ses cellules de nombreuses gouttelettes de graisse (lipo-sarcome de Wirchow).

9° Le *sarcome mélanique* dont les cellules sont imprégnées de granulations pigmentaires.

La plupart de ces variétés se rencontrent dans les tumeurs sarcomateuses de la choroïde : du moins on y trouve par ordre de fréquence, d'après Brière :

1° Le mélano-sarcome.

2° Le fibro-sarcome.

3° Le sarcome ossifiant.

4° Les sarcomes mixtes : sarcome carcinomateux myxo-sarcome, glio-sarcome.

D'autres formes plus rares sont :

1° Le *sarcome blanc* marquant moins de tendance à l'organisation en tissu fibreux que le fibro-sarcome, mais très voisin de ce dernier.

2° Le *sarcome télangiectasique* ou *caverneux*, dont le stroma contient une grande quantité de vaisseaux capillaires ou dilatés en ampoule.

3° Le *myo-sarcome* contenant des fibres musculaires lisses et dont on n'a jusqu'ici qu'un exemple dû à Wecker et Iwanoff.

Si nous nous bornons, au contraire, à ce que l'on observe chez les enfants, nous trouvons les formes suivantes : le sarcome blanc, le fibro-sarcome, le mélano-sarcome, le sarcome inflammatoire, ou du moins, ce sont les seules formes dont nous ayons retrouvé des exemples dans les observations publiées.

Le *gliôme* de la rétine est une néoplasie, qui, son nom l'indique, débute dans la membrane nerveuse de l'œil pour envahir ensuite les autres tissus de cet organe et s'étendre aux parties voisines et même à certains organes éloignés.

Dans les premiers temps de l'évolution de cette tumeur, on constate sur la rétine des bosselures ayant une certaine analogie avec des boutons hémisphériques et offrant un aspect analogue à celui du cerveau ou de la moelle. Elles ont une coloration blanchâtre, légèrement rosée, tant qu'elles n'ont pas été au contact de l'air, d'où les noms d'encéphaloïde, de sarcome ou de fongus médullaire, sous lesquels cette tumeur a été autrefois décrite.

Charles Robin, le premier, montra que l'encéphaloïde de la rétine n'était pas un cancer à proprement parler, mais le résultat d'une hyperplasie des myélocytes, éléments cellulaires normaux de la couche des grains de la rétine et de la substance grise corticale du cervelet. Wirchow proposa de donner à ces tumeurs le nom de *gliôme*, parce que, d'après lui, elles prennent naissance dans la névroglie ou tissu conjonctif des éléments nerveux.

L'élément essentiel du gliôme est constitné par des amas de cellules habituellement déchiquetées et pourvues de fins prolongements semblables aux cellules normales du tissu conjonctif qui sont l'origine de la plupart des néoplasmes de nature sarcomateuse ou fongueuse. D'après Iwanoff, il ne s'agit dans le gliôme que d'une hyperplasie des noyaux de la névroglie.

La dégénérescence glieuse envahit la rétine par petits foyers circonscrits, au niveau desquels la membrane nerveuse est épaissie et soulevée par des bosselures plus ou moins inégales. Bientôt ces foyers se réunissent et il en résulte une tumeur unique, plus ou moins volumineuse.

Le gliôme débute dans la névroglie de la couche interne des grains, de là, il envahit la couche externe des grains.

H. Kuhnt a décrit, au Congrès de la *Société d'Ophthalmologie de Heidelberg en* 1877, la charpente conjonctive de la rétine. D'après lui, les fibres conjonctives sont pourvues dans la couche interne, de grains spéciaux munis de nombreux angles.

Il a donné à ces cellules le nom de *glio-cellules*, cellules spéciales de la névroglie rétinienne. Ces cellules sont surtout abondantes dans la couche interne des grains ; on les rencontre aussi, en plus ou moins grand nombre, principalement chez le nouveau-né et chez l'enfant, dans la couche des fibres optiques et dans la couche externe des grains. Elles sont rares dans les couches granuleuses ; elles deviennent de plus en plus rares avec les progrès de l'âge et disparaissent presque complètement chez l'adulte.

D'après Kuhnt, ce serait dans ces cellules qu'aurait lieu la genèse et l'évolution du gliôme. Leur disposition expliquerait la divergence des auteurs sur les points de départ attribués au gliôme, chacun de ces auteurs ayant examiné des tumeurs prises sur des yeux d'âges différents.

La disposition des *glio-cellules* donnerait en même temps l'explication de ce fait que le néoplasme se développe exclusivement chez de jeunes sujets et qu'il devient de plus en plus rare avec les progrès de l'âge.

La tumeur finit par envahir la choroïde, soit que les cellules du gliôme s'implantent dans la choroïde et pénètrent dans toutes les directions, soit que, au contact de la tumeur de la rétine, les cellules de la choroïde à leur tour se mettent à proliférer de la même façon.

Il se produit souvent entre la choroïde et la rétine un épanchement séreux qui décolle les deux membranes et pousse la rétine sur les parties centrales, le corps vitré se résorbe au fur et à mesure. La rétine n'adhère plus qu'au nerf optique en arrière et au niveau de l'ora serrata en avant. Elle offre la forme d'un parapluie retourné ou d'un entonnoir à grosse extrémité dirigée en avant, et sur les parois duquel sont disséminées des plicatures irrégulières. L'iris et le cristallin sont bientôt repoussés en avant. Bientôt la chambre antérieure est envahie à son tour, la coque oculaire se rompt, soit au niveau de la sclérotique, soit au niveau de la cornée et la masse néoplasique fait irruption en dehors.

Peu vasculaire d'abord, la tumeur finit par contenir un certain nombre de vaisseaux, surtout quand elle fait saillie en dehors du globe et qu'elle est soumise à l'action de l'air. Elle est alors saignante au moindre contact, d'où le nom de fongus hématode sous lequel elle a été décrite.

L'accroissement de la tumeur peut se faire du côté du nerf optique et par là ; elle peut gagner soit l'autre œil, soit l'encéphale.

# ÉTIOLOGIE

L'étiologie, comme celle des tumeurs en général, se réduit à peu de chose. On sait cependant que les tumeurs de l'œil affectent souvent des enfants bien constitués nés de parents sains et vigoureux.

L'âge, ainsi que nous l'avons vu, peut servir à différencier les tumeurs intra-oculaires, le gliôme de la rétine étant d'autant plus fréquent qu'on se rapproche de la naissance ; le sarcome de la choroïde, au contraire, devenant plus commun après l'âge de douze ans.

Le sexe paraît exercer une influence. D'après les observations publiées, les tumeurs de l'œil seraient plus communes dans le sexe masculin que dans le féminin. Cela est vrai, du moins chez les adultes ; chez les enfants il y a trop peu d'observations pour qu'on puisse déterminer bien nettement l'influence du sexe.

En ce qui concerne le gliôme de la rétine, la fréquence est la même chez les garçons et chez les filles (Hirschberg). Le plus souvent l'affection est congénitale.

L'hérédité semble jouer un rôle dans un certain nombre de cas. J. Sichel a rapporté dans son *Iconographie ophthalmologique* (page 574-582) une remarquable observation où quatre enfants des mêmes père et mère avaient été emportés par un gliôme de la rétine.

De Graëfe cite un cas où sur six ou sept enfants de la même famille, deux avaient été victimes de la même maladie. Dans une autre observation plusieurs frères et sœurs de la mère de l'enfant qui en fait le sujet, avaient succombé dans les premières années de la vie à des cancers de l'œil (A. Sichel).

Dans une observation de Lerche citée par Wirchow, quatre enfants sur sept de la même famille, succombèrent au gliôme de la rétine.

Parmi les causes occasionnelles le traumatisme paraît avoir exercé quelque influence dans quelques observations ; mais le plus souvent cette cause fait complètement défaut.

# SYMPTOMES ET DIAGNOSTIC

Nous ne ferons qu'indiquer rapidement les symptômes et les éléments du diagnostic du sarcome de la choroïde, nous réservant d'insister plus spécialement sur ce que l'on observe chez les enfants.

La marche de ces tumeurs peut être divisée, d'après Knapp, en quatre périodes :

1° Développement de la tumeur primitive sans signe apparent extérieur du côté de l'œil ;

2° Développement des symptômes d'irritation du globe à forme sarcomateuse ;

3° Apparition des petites tumeurs dans les parties environnantes du globe oculaire ;

4° Généralisation de la tumeur par métastase sur des organes éloignés.

## § 1.

La première période s'étend depuis le début de l'affection jusqu'à l'apparition des phénomènes d'exagération de la pression intra-oculaire ou période glaucomateuse. Le début est généralement obscur, sauf dans des cas assez rares d'ailleurs où il est caractérisé par un traumatisme. Les douleurs sont peu communes et c'est par hasard le plus souvent que le malade s'aperçoit qu'il n'y voit pas d'un œil ou qu'il existe de ce côté divers troubles comme des lacunes dans le champ visuel, des sensations lumineuses subjectives, des nuages devant les yeux.

Il y a peu de symptômes physiques et l'aspect extérieur n'indique au début rien de particulier. Lorsque la tumeur a pris un certain développement et que la rétine est fortement repoussée en avant, on peut observer ce qu'on appelle l'*œil de chat amaurotique*, c'est que la rétine refoulée en avant réfléchit la totalité de la lumière comme le tapis de ces animaux et produit un aspect chatoyant. Il est bon de rappeler que ce signe peut également se rencontrer dans le décollement de la rétine. L'examen ophthalmoscopique ne montre que le décollement de la rétine sans dire pourquoi la rétine est ainsi soulevée.

L'augmentation de la tension intra-oculaire est alors un bon signe, car, dans le décollement simple de la rétine, cette tension est au contraire diminuée. Par conséquent dans tous les cas de décollement prononcé de la rétine où la tension intra-oculaire augmente, il faut penser à une tumeur de l'œil.

Dans certains cas cependant l'ophthalmoscope permettra de distinguer une tumeur choroïdienne d'un simple décollement de la rétine. Le décollement simple siège toujours ou presque toujours à la partie inférieure de la membrane ; un décollement siégeant sur un autre point doit porter à douter du diagnostic et à penser à une tumeur.

Le décollement causé par une tumeur diffère du décollement simple, en ce qu'il est beaucoup moins mobile, il y a peu de flottement.

La tumeur entraîne la présence de deux réseaux vasculaires dont l'un de nouvelle formation situé sous la rétine et des taches alternativement blanches et noires sur la masse. Enfin il est nécessaire de faire dans ces cas des mouvements parallactiques pour se rendre bien compte de de la position relative antérieure ou postérieure des réseaux et des taches.

*Diagnostic.* — Il est donc possible, dans un certain nombre de cas, de distinguer au début les tumeurs de la choroïde ou de la rétine. La présence de deux réseaux vasculaires offre une très grande importance à ce point de vue. L'un de ces deux réseaux, le plus antérieur, est formé par les gros vaisseaux de la rétine, le second, situé derrière le premier, est plus difficile à voir ; il est formé par de fins ramuscules fréquemment anastomosés. D'une exploration à l'autre on peut reconnaître la présence d'autres ramuscules. Cette production de nouveaux vaisseaux doit écarter l'idée d'un cysticerque, d'une choroïde parenchymateuse ou d'un décollement simple de la rétine.

Les signes rationnels du sarcome de la choroïde sont : l'œil dans un état amaurotique de Beer, l'augmentation de la tension intra-oculaire, l'absence des causes ordinaires du décollement de la rétine, les sensations lumineuses subjectives.

Nous rapporterons un bel exemple d'erreur du diagnostic pour montrer que malgré les signes énoncés ci-dessus, l'erreur peut être commise par les hommes les plus compétents. Nous l'empruntons à M. le professeur Panas (1).

« Il y a huit ans, dit cet éminent maître, il nous fut amené, à l'hôpital Saint-Louis, un petit garçon d'un an

---

1. Leçons sur les rétinites, rédigées par le Dʳ A. Chevallereau, page 183, Paris 1878.

qui, au dire de la mère (nous avons conservé des doutes sur l'exactitude de ce renseignement), offrait depuis sa naissance un reflet blanc dans sa pupille gauche. Desmarres, consulté un mois avant l'époque où nous vîmes pour la première fois l'enfant, porta le diagnostic de tumeur maligne et proposa l'énucléation immédiate du globe. Voici ce que nous avons constaté à notre tour : le volume et l'aspect extérieur de l'œil gauche étaient absolument normaux, la pupille était moyennement dilatée, insensible à la lumière, mais sensible à l'action de l'atropine. La consistance de l'œil était très peu au-dessous de la normale. Le cristallin était absolument transparent, mais immédiatement en arrière il existait une masse blanche, cérébriforme, privée de tout mouvement de fluctuation et d'ondulation et n'offrant à sa surface aucun des vaisseaux de la rétine.

« En présence de tous ces signes, nous avons pensé qu'il s'agissait d'une tumeur gliomateuse (fongus médullaire) de la rétine, et comme Desmarres, nous conseillâmes l'énucléation qui fut acceptée par la mère de l'enfant.

« L'œil droit était absolument normal, emmetrope, et n'offrait aucune lésion.

« L'énucléation de l'œil gauche nous montra que Desmarres et moi nous avions fait une erreur de diagnostic et qu'il s'agissait dans ce cas, non d'un gliôme mais d'un décollement total de la rétine. En effet, après avoir pratiqué une section équatoriale de l'œil énucléé, nous vîmes tout l'hémisphère postérieur de la choroïde absolument sain ; seul l'épithélium pigmentaire hexagonal, resté partout adhérent à la choroïde, semblait d'un noir charbonneux et comme hyperplasié. »

Le seul point qui aurait pu, dans le cas ci-dessus, faire éviter l'erreur du diagnostic, c'était la diminution de la tension intra-oculaire, signe habituel des décollements de la rétine, et encore nous savons que parfois ce signe existe avec une tumeur intra-oculaire.

D'ailleurs dans le gliôme de la rétine, la première période est généralement plus obscure que dans le sarcome de la choroïde. On a rarement l'occasion de constater le gliôme tout à fait à son début ; car, il s'agit le plus souvent de très jeunes enfants qui n'accusent pas les symptômes subjectifs. Ce n'est que lorsque se produit le reflet particulier dans le fond de l'œil que l'attention des parents est éveillée. La durée de cette première période ne saurait donc être déterminée bien exactement.

Il nous reste à faire le diagnostic de la nature de la tumeur observée sur l'œil malade. Les deux grandes classes de tumeurs intra-oculaires sont, ainsi que nous l'avons vu, le gliôme de la rétine et le sarcome de la choroïde.

On a l'habitude de donner comme signe différentiel, très important entre ces deux sortes de tumeur, l'âge du malade. Nous avons vu que ce signe n'avait pas la valeur qu'on lui attribue généralement, puisque nous avons pu relever plusieurs observations dans lesquelles des enfants étaient atteints de sarcome de la choroïde, l'observation inédite que nous publions a précisément trait à un cas de sarcome de la choroïde, chez un enfant de deux ans et demi.

Il n'en est pas moins vrai que le sarcome de la choroïde est plus rare avant l'âge de quinze ans et que chez les en-

fants on observe le plus géné⋅a'e⋅rent le gliôme de la rétine.
L'âge sera donc au moins une probabilité. Avant l'âge de
quinze ans il s'agira le plus souvent d'un gliôme de la rétine ; après l'âge de quinze ans c'est au contraire à un sarcome de la choroïde que l'on aura presque toujours affaire.

Dans les deux cas de sarcome et de gliôme on observe
l'œil dans un état amaurotique, mais dans aucun cas ce
reflet particulier du fond de l'œil ne se montre avec un
éclat métallique jaune, doré et brillant comme dans le
gliôme.

C'est surtout avec le sarcome blanc que le gliôme peut
être confondu. On pourra se baser pour le diagnostic sur
la présence au devant du sarcome d'un décollement de la
rétine reconnaissable à ses vaisseaux.

Il est difficile de diagnostiquer à l'ophthalmoscope la
nature de la tumeur sarcomateuse. Si cependant on constate sur le néoplasme de nombreux petits points noirs, on
peut affirmer que l'on est en présence d'un mélano-sarcome
d'autant plus que cette variété est la plus commune.

§ 2.

A la seconde période, la tumeur gagne le corps vitré,
refoule en avant l'iris et le cristallin, le décollement de la
rétine augmente, le corps vitré se trouble et l'examen
ophthalmoscopique cesse d'être praticable. En même temps
l'œil prend l'aspect glaucomateux ; la cornée devient insensible et se trouble ; l'épithélium s'exfolie à son centre.
L'iris prend l'aspect qu'il offre dans les cas d'iritis chroni-
que ; il est fortement repoussé en avant. La pupille est

presque toujours dilatée. Le cristallin prend la teinte glauque qui s'observe habituellement dans le glaucome aigu. La conjonctive bulbaire est très hyperémiée ; enfin la tension oculaire est exagérée.

Dans certains cas, la tension oculaire est normale ou même elle est au-dessous de la normale ; mais dans ces cas c'est, ou bien que les membranes de l'œil sont près de se rompre, ou bien qu'elles sont déjà rompues ; la tumeur est sortie de l'œil pour gagner l'orbite.

A cette période, on observe des douleurs qui faisaient défaut dans la période précédente. Les douleurs sont continuelles et augmentent d'intensité pendant la nuit.

*Diagnostic.* — A cette seconde période, la tumeur ne peut être confondue qu'avec une attaque de glaucome aigu simple ou avec une choroïdite suppurée. La confusion avec le glaucome aigu est surtout possible quand on ne peut ni pratiquer l'examen ophthalmoscopique, ni prendre le champ visuel.

## § III.

A la troisième période, la tumeur a envahi les parties voisines du globe, la coque oculaire est rompue. La rupture peut se faire soit par le centre de la cornée, soit par sa périphérie, parfois elle a lieu au milieu du canal de Sehlemm de l'équateur de l'œil ou du nerf optique.

## § IV

La quatrième période se confond généralement avec la troisième, ce sont les généralisations et les métastases. Le rôle du médecin se borne alors à un traitement purement palliatif ; son seul but peut être de soulager les douleurs du malade.

# MARCHE. — DURÉE. — TERMINAISONS

On peut dire en général, lorsqu'il s'agit des tumeurs, que celles à structure molle ont une croissance plus rapide que les néoplasmes, à tissu dense et serré, sans liquide inter-cellulaire. Dans l'œil, en effet, les sarcomes les plus mous, constitués par de petites cellules rondes et par des vaisseaux, leuco-sarcomes, sarcomes caverneux, glio-sarcomes et myxo-sarcomes, ont une évolution plus rapide que les fibro-sarcomes.

Le pronostic est toujours très grave puisque dans la plupart des cas, l'affection se termine par la mort du malade ; cependant il est moins grave lorsque l'opération est faite, surtout lorsqu'elle peut être faite de bonne heure ; dans ces cas la marche de la maladie est moins rapide et la survie plus longue.

La durée des sarcomes avant l'opération est en moyenne de trois à cinq ans. Après l'opération la récidive se suit au bout de quelques mois, rarement au bout de trois ou quatre années.

Quand il s'agit du gliôme de la rétine, la durée totale de la maladie varie entre dix-huit et trente mois, on l'a même vue atteindre trois ans et demi (Hirschberg).

# TRAITEMENT

Sur le traitement nous serons bref, comme le disait de Graëfe, l'énucléation est le seul traitement qui guérit. Il guérit surtout quand il est employé de bonne heure pendant le première et dernière période. Plus tard et surtout quand il y a des métastases, l'opération devient inutile, le malade doit forcément succomber.

Dans certains cas, où l'on avait pensé à un glaucome aigu, l'iridectomie a soulagé le malade. On a conseillé d'employer les altérants et les fondants ; mais, tous ces moyens qui n'entravent en rien la marche de la maladie, ne peuvent faire que perdre du temps, il faut donc pratiquer l'énucléation le plus tôt possible. On se rappellera que ces tumeurs se propagent souvent dans l'orbite en suivant le nerf optique ; il faut donc couper ce nerf le plus loin possible de la coque oculaire, et si l'on s'aperçoit qu'il est altéré au niveau de la section, il faut chercher de nouveau à le couper le plus loin possible en arrière.

# OBSERVATIONS



**OBSERVATION I** (personnelle)

Leuco-myxo-sarcome de la choroïde chez une petite fille de deux ans et
demi. — Énucléation. — Récidive rapide, mort.

Le 18 octobre 1882, se présenta à la clinique du D<sup>r</sup> Chevallcreau
une petite fille de 2 ans et demi, de très belle apparence et qui en
dehors de son œil gauche, n'avait jamais eu aucune maladie. Le père,
boucher, est vigoureux et ne présente les attributs d'aucune diathèse.
La mère est grande, forte et très bien portante.

L'accouchement a été un peu prolongé mais sans aucune autre ano-
malie. Dès le jour de la naissance on a remarqué une tache sur l'œil
gauche de l'enfant. Cet œil a toujours été un peu trouble et terne et
il a augmenté de volume un peu plus rapidement que son congénère.
L'enfant ne paraissait pas y voir de cet œil. Néanmoins les parents ne
s'en inquiétaient pas et ils n'avaient jamais consulté personne, lorsqu'il y a trois mois, l'œil s'est mis à augmenter plus rapidement de
volume, la cornée s'est perforée au centre et l'œil a commencé *à jeter
un peu d'humeur*. Les douleurs étaient légères et très intermittentes,
aussi, c'est hier seulement que les parents ont conduit l'enfant chez
le D<sup>r</sup> Motte qui l'adressa immédiatement à la clinique du D<sup>r</sup> Chevallereau.

L'œil offre environ une fois et demie le volume normal, la cornée
est grise, terne et présente une ulcération suppurante qui en occupe la
presque totalité. On ne distingue ni l'iris, ni la pupille, tout cela est
confondu derrière la cornée. La conjonctive est très boursoufflée. Tout
le globe offre un aspect rouge noirâtre. Les paupières fortement écar-

tées l'une de l'autre n'arrivent pas à couvrir le globe de l'œil, l'état général est très satisfaisant. Il n'y a pas de fièvre. On ne trouve de symptômes de généralisation dans aucun organe. Les divers ganglions du cou ne sont pas plus volumineux qu'ils ne le sont habituellement à cet âge. L'énucléation est proposée et acceptée par les parents.

Le 20 octobre. — L'enfant étant anesthésiée par le chloroforme, l'énucléation est pratiquée rapidement selon le procédé du professeur Panas, l'œil étant traversé par un fil qui permet de le maintenir et de l'attirer dans différentes directions pour faciliter la section des muscles de l'œil.

Après l'énucléation, la capsule de Tenon reste un peu boursoufflée, mais sans montrer aucun point forcément douteux. Aussitôt après l'énucléation, on constate que la tumeur a dépassé la sclérotique à la partie postérieure du globe et dans le voisinage du nerf optique, mais ce nerf lui-même paraît sain et M. Chevallereau résiste à l'idée d'opérer l'evidement complet de la cavité orbitaire.

La pièce, immédiatement placée dans l'alcool, a été examinée au microscope par M. Vasseau, chef du laboratoire de M. le professeur Panas, à l'Hôtel-Dieu. On en trouvera les détails ci-dessous.

Les suites de l'opération ont d'abord été très simples et pendant quinze jours il n'y a eu aucune trace de récidive. Mais vers le 5 novembre la capsule de Tenon et la conjonctive ont commencé à être refoulées en avant par de nouveaux produits ; une tache noirâtre est apparue sur la face cutanée de la paupière inférieure. Bientôt la cavité orbitaire fut entièrement remplie par le néoplasme, les paupières s'écartèrent de nouveau et la tumeur devint beaucoup plus volumineuse que la première fois.

Les douleurs paraissaient peu vives, cependant la petite fille devenait extrêmement irritable, dormait peu et ne mangeait pas. La tumeur fut plusieurs fois le siège d'hémorrhagies en jet, causées par la déchirure d'artérioles. Ces hémorrhagies étaient facilement arrêtées par l'application de feuilles d'amadou. Vers la fin du novembre la petite fille devint très pâle et très épuisée et le 5 décembre elle succomba dans la nuit.

Voici les détails de l'examen de la pièce, annoncés ci-dessus :

« La cornée est globuleuse, très amincie, présentant cependant en certains points un épaississement assez considérable; on remarque qu'en ces points existent des traces de synéchies antérieures. En un point la cornée a cédé par la perforation, la masse sarcomateuse fait hernie.

Plus de traces de l'épithélium ni de la lame élastique antérieure. La membrane de Bowman est remplacée par un tissu cellulo-fibreux, au milieu duquel on constate de nombreux éléments de la tumeur.

Le tissu propre de la cornée, encore reconnaissable à la disposition de ses lamelles, présente dans ses interstices de nombreuses hémorrhagies, et des traînées de cellules sarcomateuses. Ces traînées celluleuses proviennent de deux sources, de la chambre antérieure, après perforation de la membrane de Descemet et du tissu cellulaire périkératique, infiltré de ces éléments néoplasiques. La membrane de Descemet a disparu. Des amas de granulations pigmentaires, accolés à la face postérieure de la cornée, représentent des vestiges de l'iris. La sclérotique, très amincie a niveau du limbe, se renfle à mesure qu'on se rapproche de l'équateur pour s'amincir de nouveau ; la partie postérieure au niveau de l'entrée du nerf optique, est infiltrée par la masse sarcomateuse et se confond avec le tissu propre du nerf dégénéré lui-même. Comme dans la cornée, on remarque dans les interstices des faisceaux de fibres scléroticales, de nombreuses hémorrhagies et des fusées de la masse morbide.

Sur une coupe antéro-postérieure, on voit que les milieux de l'œil ont disparu et qu'ils sont occupés d'une part par le néoplasme, d'autre part par une masse spongieuse, sans consistance, qui occupe toute la chambre antérieure, une grande partie du vitréum se dirige vers le nerf optique avec lequel elle se confond. Du côté opposé à la tumeur, il existe un vide séparant la masse centrale spongieuse, de la choroïde remplie de sang.

La tumeur qui occupe les trois quarts de la cavité de l'œil, est adhérente à sa partie externe avec la sclérotique de la cornée, dans laquelle elle envoie des prolongements principalement au niveau du limbe et de l'entrée du nerf optique. La face interne est limitée par un liquide noirâtre en contact avec la masse spongieuse centrale. De la partie postérieure et antérieure de cette masse partent deux prolongements circulaires en forme de couronne qui occupent toute la région ciliaire, et le segment péri-papillaire.

La masse spongieuse centrale est formée d'éléments arrondis, embryo-plastiques, quelques-uns en voie de dégénérescence granulo-graisseuse, de leucocytes et hématies en grand nombre ; des detritus granuleux provenan t probablement des éléments rétiniens dégénérés ; enfin de granulations graisseuses libres. Au milieu de cette masse dans la chambre antérieure, on voit une bande irrégulièrement circulaire pouvant faire penser à des débris du cristallin ou à une condensation du corps vitré autour de la capsule. Pas de traces, du reste, des fibres cristalliniennes ou de la cristalloïde. La rétine a complètement disparu, le nerf optique seul est reconnaissable, ses altérations sont un étranglement très marqué au niveau de son passage à travers la sclérotique, une dégénérescence sarcomateuse se faisant suivant les travées interstitielles, disparition des tubes nerveux, la lame criblée seule est reconnaissable.

La tumeur présente peu d'amas pigmentaires, mais par contre de nombreuses hémorrhagies qui donnent à la masse des teintes rouges, brunâtres, allant presque jusqu'au noir.

De nombreuses travées fibreuses et un lacis très riche de capillaires semblent former des alvéoles renfermant des éléments néoplasiques. Ces éléments sont formés de cellules, rondes ou ovalaires, dont les noyaux occupent presque toute la masse. Ces cellules entassées au milieu des alvéoles, offrent un arrangement particulier au pourtour des capillaires. Ils sont placés normalement à la surface des capillaires et entourent ces vaisseaux à la manière d'une rosace.

Certaines parties de la tumeur sont occupées par un tissu cellulaire, dans lequel prédomine la matière amorphe. Ces parties sont également sillonnées par des capillaires et remplies de cellules arrondies analogues à celles décrites plns haut.

La ligne noirâtre qui limite la tumeur à sa partie interne, est formée d'éléments cellulaires plus ou moins hypertrophiés et remplis de gra-

nulations pigmentaires. Ce sont vraisemblablement les restes de l'épithélium pigmenté de la rétine. Les éléments de la choroïde ont complètement disparu.

En résumé, tumeur embryo-plastique, peu riche en pigment, ayant
probablement pris naissance dans le tissu chorio-capillaire ou suivant
un autre langage, sarcome de la choroïde, rentrant dans la variété :
leuco-sarcome, et présentant en certains endroits, les caractères du
myxo-sarcome.

### OBSERVATION II

*Gliôme ossifiant de la rétine.*

Sous ce titre, le D<sup>r</sup> Santos Fernandez a présenté à la *Sociedad de
Estudios clinicos*, de la Havane, l'observation d'un fait remarquable
vu par lui et par son confrère, le D<sup>r</sup> Nunez Rossié.

Le sujet de l'observation était un jeune garçon de couleur, âgé d'un
an, bien constitué, et ne présentant aucune manifestation diathésique.
Au dire de la mère, l'enfant avait les yeux malades depuis les premiers jours après sa naissance. Il existait sur l'œil gauche une tache
jaunâtre ; cet œil paraissait augmenté de volume, la cornée, par sa
face postérieure, adhérait étroitement à l'iris.

Le D<sup>r</sup> Fernandez diagnostiqua un gliôme de la rétine (tumeur col-
loïde) et ne laissa pas ignorer à la mère la gravité de la situation, en
lui déclarant que l'unique ressource était l'énucléation de l'œil malade.
Comme toujours en pareil cas, l'opération ne fut pas acceptée.

Sept mois après, le jeune malade est présenté de nouveau à la con-
sultation du D<sup>r</sup> Fernandez, les symptômes sont tellement accusés, qu'il
n'y a pas un instant à mettre en doute la nature de la maladie. Cette
fois, l'opération fut acceptée. Le médecin pratique l'ablation du globe
oculaire, sans que l'opération donne lieu à aucun accident, et en
ayant soin de détruire, à l'aide du cautère de Paquelin, tous les mame-
lons néoplasiques qui existaient sur la surface correspondant à l'im-
plantation de la tumeur oculaire.

A deux mois de là, le docteur Fernandez recevait une lettre, par laquelle la mère du jeune opéré lui faisait savoir que son enfant était gravement malade. Il lui était survenu sur tout le corps, un nombre consdérable de petites grosseurs ; une d'elles avait amené la fonte de l'œil droit. Un mois plus tard l'enfant succombait. Le docteur Nunez Rossié rend compte de l'examen histologique de la pièce anatomique.

Tumeur de forme ovoïde, mesurant 5 centimètres suivant son plus grand axe et 3 à 4 transversalement, molle, de teinte blanc jaunâtre, avec reflets rougeâtres. La cornée et la conjonctive, bien qu'atteintes par la dégénérescence, sont encore reconnaissables. Une section verticale, suivant le diamètre antéro-postérieur de la tumeur, divise celle-ci en deux moitiés. La surface de section laisse distinguer le cristallin dégénéré, la choroïde, représentée par une circonférence de couleur noire de 1 centimètre et demi de diamètre, enfin la sclérotique, dont le tissu est envahi par place, par la tumeur. Au centre et enveloppé par la choroïde, on trouve un corps dur, de forme irrégulièrement cubique, de consistance très serrée, qui tient la place du corps vitré et dont l'aspect est absolument comparable à celui d'une formation osseuse.

L'examen histologique du néoplasme, parfaitement isolé du tissu sain, fait reconnaître : 1° des *cellules rondes* embryonnaires, mesurant de six à huit millièmes de diamètre, finement granuleuses, avec un gros noyau et très peu de protoplasme, colorées facilement par le carmin, qui se fixe de préférence sur le nucléus ; 2° des *cellules analogues* aux précédentes, mais qui émettent une, deux ou trois expansions, sous forme de fibrilles ténues et granuleuses ; 3° de la *substance amorphe*, également granuleuse et qui se confond avec des fibrilles diversement entrecroisées. Des coupes faites, suivant diverses directions, démontrent que la tumeur est constituée par les éléments ronds sus-indiqués, retenus en nombre prodigieux dans un lacis de tissu fibrillaire et de substance amorphe. Le tissu fibreux est plus abondant dans la moitié antérieure de la tumeur. La nature des éléments constitutifs de la tumeur et leur agencement, analogues à ce qu'on rencontre dans la névroglie, justifient le diagnostic de gliôme.

L'attention du docteur Nunez a été portée particulièrement sur l'é-
tude de la substance ostéiforme centrale. — Il a constaté d'abord que
ce corps est formé de couches alternantes, dures et molles. Ces dernières seulement contiennent les éléments embryonnaire du gliôme.
La substance dure, traitée par la glycérine neutre, a laissé échapper
des bulles de gaz qui sont devenues plus abondantes encore sous l'action des acides. L'ébullition dans l'acide chlorydrique a permis d'iso-
ler des éléments qui ont résisté à l'action de ce réactif. Le docteur
Nunez a mis à macérer, pendant plusieurs jours, un fragment de
cette substance dure dans l'acide picrique pour le décalcifier ; traitant
le résidu par le carmin, il a noté, avec des objectifs de faible puis-
sance, deux colorations distinctes : des trabecules de teinte orangée ;
et, limités par celles-ci, des îlots de couleur de carmin. Un plus fort
grossissement lui fit voir que ces îlots étaient exclusivement composés
d'éléments embryonnaires. Quant aux trabécules, elles sont constituées
par de la substance conjonctive osseuse en voie d'ossification et par
des éléments cellulaires. — Ces derniers comprennent : 1° des cellules
médullaires angliomateuses ; 2° des cellules pigmentaires de la choroïde ; 3° des ostéoplastes, caractérisés par leur forme, leur coloration, l'aspect ramifié, la résistance à l'ébullition dans l'acide chlorydrique, leur réfringence ; 4° des éléments de transition entre les corps
embryonnaires et les ostéoplastes, à savoir, des ostéoblastes, avec leur
nucléus, leur corps granuleux et parfois leurs prolongements.

Des diverses préparations faites par le Dr Nunez, celui-ci se croit
autorisé à conclure :

1° *Que l'on peut observer l'ossification des substances intra-
oculaires.*

2° *Que le gliôme de l'œil est de nature à déterminer cette
transformation des éléments de l'œil en substance osseuse*
Dr H. Rey. (*Courrier médical* du 6 janv. 1883).

## OBSERVATION III

*Sarcome de la tunique vasculaire avec noyaux secondaires dans la rétine et près du bord scléro-cornéen (Hirschberg et L. Happe Arrhiv. für Ophth. B. XVI, page 302, et Annales d'oculistique, 1871, T. LXIV, page 50).*

Une enfant de 12 ans est présentée en 1868 par sa mère qui trouve que depuis trois semaines l'œil gauche de son enfant offre une expression étrange ; cet œil est tout à fait aveugle, l'enfant elle-même ne s'était aperçue de rien avant cette époque, l'œil est dur (T. + 3) sans douleur, l'iris est foncé et hyperémié, la pupille très étroite, de manière qu'on ne peut rien apercevoir à l'ophthalmoscope. L'apparence extérieure de l'œil est normale. L'énucléation est proposée et refusée.

Un an plus tard bosselures au bord supérieur et externe de la cornée dans la région ciliaire ; pas de douleurs. Enucléation au commencement de juillet 1869, le nerf optique paraissant gris sur la section, est coupé plus loin. Quatre mois après pas de récidive.

L'œil durci dans le liquide de Muller présente une tumeur peu convexe composée d'éléments lenticulaires, peu distincts les uns des autres et entourant le bord supérieur et externe de la cornée. Sur la section méridienne verticale on remarque comme altération, une tumeur diffuse dans la tunique vasculaire, un petit foyer secondaire dans la rétine, dont le niveau est peu différent de l'état normal, et un noyau plus gros, extra-bulbaire. Le microscope montre un sarcome à petites cellules rondes.

Cette observation est remarquable par :

1° La présence d'un sarcome de la tunique vasculaire chez une enfant de 12 ans. En effet le sarcome spécial aux enfants constitue chez eux la plupart des néoplasies oculaires. Le sarcome du tractus uvéal appartient à l'âge adulte mais non sans exception ;

2° La constitution *leucotique* de la néoplasie. Les sarcomes sans pigment sont rares ;

3 Les noyaux secondaires de la rétine avec tumeur primaire dans la tunique vasculaire. Ces sarcomes produisent le décollement de la rétine, ou ce qui est plus rare percent la rétine sans la décoller.

Il est très exceptionnel de voir la production d'un petit noyau dans la rétine par infection locale, à la suite d'un sarcome de la tunique vasculaire ; ce cas même paraît jusqu'ici le seul bien connu. L'infection secondaire de l'uvée, à la suite d'affections rétiniennes primaires est par contre très fréquente.

OBSERVATION IV.

*Fibro-sarcome de l'œil droit* (E. Berthold, Arch. für. Ophth. B. XVII<br>Abth. 1 p. 185).

Un enfant de 13 ans présentait déjà en naissant une prééminence de l'œil droit. Cette exophthalmie était restée stationnaire jusqu'à 9 ans. A cet âge chute sur l'œil, léger écoulement aqueux. A partir de ce moment l'œil s'atrophia et rentra dans l'orbite. De temps en temps douleurs dans cet œil.

*État actuel.* — L'œil droit est rentré profondément dans l'orbite, ouverture des paupières étroite. Sécrétion catarrhale assez abondante. Cornée grande en proportion de l'œil. Pupille dilatée. Le cristallin semble manquer. On voit un reflet jaune au fond de l'œil. Légère perception de la lumière. A gauche inflammation catarrhale. Énucléation.

*Examen microscopique.* — Le globe a la forme d'une boule aplatie aux deux pôles. Diamètres 16 et 13 milimètres. Six mois après section perpendiculaire au diamètre antéro-postérieur. La sclérotique est parsemée de petites élevures. La choroïde en est séparée par un canal circulaire. En prolongeant la coupe sur la partie dure du globe, on rencontre une masse jaunâtre parsemée de petites masses de pigment, dont les diamètres (horizontal et vertical) sont de 9 millimètres environ. Chambre antérieure profonde et séparée de la partie postérieure par une membrane très pigmentée. A la place du corps vitré on trouve une tumeur jaunâtre emtièrement pigmentée. On ne voit plus la rétine.

La tumeur est formée par de nombreuses fibres entrecroisées du tissu conjonctif, au milieu desquelles sont quelques cellules rondes. Au centre la tumeur est plus pauvre en cellules qu'à la périphérie et ressemble en ce point à du tissu cicatriciel, çà et là, des cellules de pigment et des masses de noyaux de pigment. La rétine a complètement disparu. Quant à la choroïde, on ne reconnaît que des vestiges de la lamina fusca.

Le tissu qui forme la paroi de la cavité, qui se trouve entre la sclérotique et la tumeur, contient outre de telles cellules de pigment qui paraissent être les restes du corps vitré, des cellules grandes et petites à un ou plusieurs noyaux, ainsi que les plus jeunes cellules de la tumeur avec une vascularisation récente. Les fibres nerveuses du nerf optique sont atrophiées. La charpente en est épaissie.

D'après les constatations on devrait appeler cette tumeur un fibro-mélano-sarcome.

M. Brière, qui rapporte l'observation dans sa thèse, pense au contraire que vu l'âge de l'enfant, l'étiologie (ou traumatisme) la marche de l'affection, la nature de la tumeur ressemblant à un tissu de cicatrice, il est permis de penser qu'on a ici affaire à un de ces cas décrits par Knapp sous le nom de sarcome inflammatoire.

## OBSERVATION V

*Mélano-sarcome de la choroïde.* (Demarquay et Candelli. *Annales d'oculistique*, T. LX, page 126-186).

B..., âgé de 15 ans, pâle et lymphatique, offre à l'œil droit un staphylome de la sclérotique S.=O... Reflet grisâtre dans le fond de l'œil. Début le 4 mai. Photophobie et asthénopie accommodative. Douleur vive à laquelle succède la perte de la vue. Enucléation.

Tout l'espace occupé par le corps vitré est rempli par une masse d'un gris jaunâtre, dont le siège d'évolution est la choroïde divisée en deux loges, d'où s'écoule un liquide citrin. Cellules fusiformes, stroma d'apparence fibreuse, nombreux granules de pigment à la périphérie. Le malade quitte l'hôpital sous le coup d'une affection générale d'une gravité très sérieuse.

## OBSERVATION VI

*Sarcome inflammatoire de la choroïde* (Klin. Monatbl. für tugenteilk Bd. III, p. 375 .

Au Congrès d'ophthalmoglogie de Heidelberg en 1865, Knapp communiqua à ses collègues le cas d'un enfant de six ans, devenu amaurotique d'un œil à la suite d'un coup porté aux environs de l'orbite. Un staphylome équatorial et l'augmentation de la tension déterminèrent à énucléer l'œil. Au niveau de l'ectasie, on trouva dans l'œil deux tumeurs, l'une saillante en dedans, bosselée et recouverte par la rétine, l'autre formant le staphylome *scléral*. Cette dernière était une poche de pus ordinaire provenant de la choroïde. La tumeur interne contenait aussi du pus.

Au microscope on trouva un grand nombre de cellules fusiformes, une hyperplasie des cellules du tissu de la choroïde, ce qui décida Knapp à désigner cette maladie sous le nom de sarcome de la choroïde avec fongus purulent. Ses collègues n'acceptèrent pas cette expression. Kreitmair admit celle de choroïdite hyperplastique, rejetant le mot de choroïdite sarcomateuse parce qu'il fait penser à l'existence d'une tumeur. Nagel et de Graefe furent du même avis, considérant ce cas avec juste raison comme un fait de choroïdite purulente.

Le nom de sarcome inflammatoire doit donc être réservé; un bourgeon charnu, un tissu inflammatoire n'est pas un véritable sarcome.

# INDEX BIBLIOGRAPHIQUE


**Schager Eliason** (J). — Sur le cancer de l'œil (Thèse de Berlin), 1827.

**Ammon**. — Medullar sarcoms der auges, 1829.

**Bauer**. — Dissertation sur le fongus médullaire de l'œil (Thèse de Paris), 1830.

**Raymond** (Martin). — Du cancer de l'œil et de son traitement (Thèse de Paris), 1834.

**Lawrence**. — De la mélanose de l'œil. *Annales d'oculistique*, 1838. T. 1, p. 33.

**Coursserant**. — Mélanose de l'œil, récidive. Gaz. des hôpitaux, 1857-70, p. 280.

**Coste**. — Étude clinique sur le cancer de l'œil (Thèse de Montpellier), 1866.

**Knapp**. — *Klinische*. Monatsbl. für Augenheilkunde, 1863. Band, III, p. 375. Die intra-ocularen geschwülste, Carlsruhe, 1868.

**A. von Graefe**. — *Archiv. für ophthalmologie*. B. X. Abtheilung, 1, p. 176, 1864.

**Iwanoff**. — Klinische Monatsbl. für Augenheilk. B. V, p. 292 (Congrès ophthal. de Paris), 1867.

**Cornil** et **Ranvier**. — Manuel d'histologie pathologique. Paris, 1869.

**Virchow**. — Die krankhofter geschwülste, 18° Vorlesung. B$^d$ II, p. 151-167. Berlin, 1864-1865.

**A von Graef**. — Zuzätze über intra-oculare tumoren Archiv. f. opht. B$^d$. XIV abth. 2, p. 103-144, 1867.

**Brière** (L.). — Étude clinique et anatomique sur le sarcome de la choroïde et sur la mélanose intra-oculaire (Thèse de Paris, 1874).

**Becker (O.).** — Zur diagnose intra-oculares sarcom (Archiv. für augen und uhrenheilkènde). Band 1, abth. 2, p. 214-229. Carlsruhe, 1870.

**Joffroy** — Sarcome à petites cellules chez un enfant de deux ans (Gaz. médic. de Paris, 14 janvier 1869, p. 36).

**Panas.** — Leçons sur les rétinites, rédigées par le D^r A. Chevallereau, Paris, 1878.

**Sichel (A.).** — Traité élémentaire d'ophthalmologie, 1879.

**Sichel (J.).** — De l'encéphaloïde et du pseudo-encéphaloïde de la rétine et du nerf optique (Iconogr. ophtalm. p. 562-588, pl. LI, LVI, LVII et LV, fig. 815. 1859.

**Hirschberg (J.).** — Der markschwann der hetzhant. Berlin, 1870.

Imp. A. DERENNE, Mayenne. — Paris, boulevard Saint-Michel, 52.

Imprimerie A. DERENNE, Mayenne. — Paris, boulevard Saint-Michel, 52.

9 782014 048148